50 Succhi per la Perdita di Peso:

Diventa più magro in 10 giorni o meno!

di

Joseph Correa

Nutrizionista Sportivo Certificato

COPYRIGHT

RINGRAZIAMENTI

La realizzazione e il successo di questo libro non avrebbero potuto essere possibili senza la mia famiglia.

50 Succhi per la Perdita di Peso:

Diventa più magro in 10 giorni o meno!

di

Joseph Correa

Nutrizionista Sportivo Certificato

CONTENUTI

CENNI SULL'AUTORE

Come nutrizionista sportivo certificato e atleta professionista, sono fermamente convinto che una corretta alimentazione ti aiuterà a raggiungere i tuoi obiettivi più velocemente e in modo efficace. La mia conoscenza ed esperienza mi ha aiutato a vivere in modo più sano nel corso degli anni che ho condiviso con la famiglia e gli amici. Quanto più si sa di mangiare e bere in modo sano, tanto prima si vorrà cambiare la tua vita e abitudini alimentari.

La nutrizione è una parte fondamentale nel processo per ottenere una forma migliore e quindi inizia oggi.

INTRODUZIONE

50 Succhi per la perdita di Peso ti aiuterà a perdere peso in modo naturale ed efficiente. Questi non sono sostitutivi dei pasti, ma dovrebbero integrare la normale giornata insieme ai pasti principali.

Essere troppo occupato a mangiare correttamente a volte può diventare un problema e questo libro ti farà risparmiare tempo contribuendo a nutrire il tuo corpo per raggiungere gli obiettivi desiderati.

Questo libro ti aiuterà a:

- Perdere Peso velocemente.

-Ridurre i Grassi.

-Avere Più energia.

- Accelerare naturalmente il tuo metabolismo per diventare più magri.

-Migliorare Il vostro sistema digestivo.

Joseph Correa è un nutrizionista sportivo certificato e un atleta professionista.

50 SUCCHI PER LA PERDITA DI PESO

1.   Succo Mela Mix

Questo è un ottimo succo da bere prima di un esercizio o dopo cena, ed è un ottimo modo per aiutarti con la tua perdita di peso. E perché? Le mele sono a basso contenuto di calorie e la loro fibra aiuta a sentirsi più pieni per un tempo più lungo, perché espande lo stomaco, il che significa meno calorie nel tuo stomaco. Il succo di cetriolo è molto ricco di acqua, e si sa che l'acqua è importante per la perdita di peso. In un recente studio, gli adulti che consumano acqua in più perdono 4 chili di peso corporeo in più rispetto a quelli che non ne bevono. Mela: Migliora la salute neurologica

- Cetriolo: Stimola la perdita di peso e la digestione

- Limone: Aiuta a ridurre il dolore e l'infiammazione alle articolazioni e ginocchia

- Arancia: Regola la pressione sanguigna alta

- Banana: Svolge un ruolo nel preservare la memoria e migliora l'umore

Ingredienti:

- Mela - 1 media dimensione 162g

- Cetriolo - 1 cetriolo (301g

- Limone - 1/2 frutto 25g

- Arancia - 1 grandi dimensioni 154g

- Banana- 1 media dimensione 150 g

Come preparare:

- **Lava tutti gli ingredienti. Pelali se necessario.**

- **Spremili tutti assieme per ottenere un'ottima bibita.**

Conteggio totale delle Calorie: 280

Vitamine: Vitamina A 27µg, Vitamina C 101.2mg, Calcio 108mg, Vitamina B-6 0.328mg, Vitamina E 1.54mg, Vitamina K 49.7µg

Minerali: Rame 0.418mg, Magnesio 52mg, Fosforo 137mg, Selenio 2.1µg, Zinco 1.07mg

2.   Succo Frutto Mania

Assaggia questo succo impressionante che non solo è delizioso, ma ti aiuta anche a perdere peso più velocemente e purificare il corpo. Ingredienti come il pepe di Caienna può aiutare ad aumentare il tuo fuoco metabolico. Il mango, "frutto dell'India", come viene talvolta chiamato, ha una ricchezza di nutrienti, ed è una fonte importante di beta-carotene e Vitamina C. Ciò significa che, più sostanze nutritive si ottengono, meno si devono mangiare a pasto. Quindi assicurati di aggiungere questo succo ai tuoi pasti giornalieri.

- Mela: Protegge il corpo dagli effetti dei radicali liberi

- Pepe di Caienna: Possibile agente anti-cancerogeno

- Mango: Migliora la digestione

- Arancia: Alcalizza il corpo

- Banana: Abbassa la pressione

Ingredienti:

- Mela – 1 grandi dimensioni 213g

- Pepe di Caienna (pizzico) - 1 pizzico 0.11g

- Mango (senza buccia) - 1 frutto (senza semi) 316g

- Arancia (senza buccia) - 1 grandi dimensioni 154g

- Banana (senza buccia) – 1 media dimensione 150 g

Come preparare:

- **Lava tutti gli ingredienti. Pelali se necessario.**

- **Spremili tutti assieme per ottenere un'ottima bibita.**

Calorie Totali: 265

Vitamine: Vitamina A 128µg, Vitamina C 122.1mg, Vitamina B-6 0.409mg, Vitamina E 2.38mg, Vitamina K 12.1µg, Calcio 68mg, Ferro 0.72mg

Minerali: Rame 0.319mg, Magnesio 41mg, Fosforo 68mg, Selenio 1.9µg, Zinco 0.31mg

3.   Mela Succo Magico

Questo è un altro delizioso succo che ti aiuterà a migliorare il tuo stile di vita, e accelerare la velocità con cui si perde peso. Le carote combattono il grasso grazie al loro contenuto di fibre, più della metà è fibra solubile e pectato di Calcio. Questo aiuta i livelli nel sangue di colesterolo, eliminando acidi biliari. Alla fine, il colesterolo sarà aiutato dal flusso sanguigno per creare più acidi biliari, e questo abbassa il colesterolo stesso. Aiuta anche ad eliminare i liquidi in eccesso dal corpo. Goditi questo succo e includilo nella tua routine quotidiana. Ti darà risultati positivi.

- Mele : Prevengono la demenza

- Carote: Prevengono l'ictus

- Radice di zenzero: Controlla il battito cardiaco

- Limone: Previene la crescita e la moltiplicazione di batteri patogeni

- Mango: Ti aiuta per il diabete

Ingredienti:

- Mele - 1 media dimensione 180g

- Carote - 2 media dimensione 112g

- Radice di zenzero - 1/2 pollice 10g

- Limone (senza buccia) - 1/2 frutto 25g

- Mango (senza buccia) – 1/2 frutto 70 g

Come preparare:

- **Lava tutti gli ingredienti. Pelali se necessario.**

- **Spremili tutti assieme per ottenere un'ottima bibita.**

Calorie Totali: 161

Vitamine: Vitamina A 521µg, Vitamina C 17.9mg, Calcio 30mg, Ferro 0.53mg, Vitamina B-6 0.212mg, Vitamina E 1.02mg, Vitamina K 12.9µg

Minerali: Rame 0.114mg, Magnesio 21mg, Fosforo 54mg, Selenio 0.1µg, Zinco 0.25mg

4.   Succo per incrementare la perdita di peso

Ecco una ricetta semplice succo di frutta, ma molto efficace per la perdita di peso. Cavolo non viene consumato quanto dovrebbe essere. E 'una grande fonte di Vitamina C, e ha un alto contenuto di fibre. Le pere sono anche una buona fonte di fibre. Studi hanno dimostrato che se si mangia più di tre pere al giorno, si consumano meno calorie e si perde più peso. Essi hanno anche un veramente alto livello di fruttosio e glucosio; ciò fornisce una fonte naturale di energia. Pere contengono boro e questo aiuta il corpo a mantenere Calcio, rendendo più sano. E 'una grande ricetta per voi e la vostra famiglia.

- Mela: Riduce il rischio di diabete

- Cavolo: Aiuta a ridurre la pressione sanguigna

- Limone: Aiuta a curare il comune raffreddore

- Pere: Prevengono il cancro

Ingredienti:

- Mela- 1 media dimensione 180 g

- Cavolo (rosso) - 3 foglie 72g

- Limone (con buccia) - 1/2 frutto 27g

- Pere - 2 media dimensione 346g

Come preparare:

- **Lava tutti gli ingredienti. Pelali se necessario.**

- **Spremili tutti assieme per ottenere un'ottima bibita.**

Calorie Totali: 205

Vitamine: Vitamina A 29µg, Vitamina C 48.1mg, Thiamin 0.059mg, Vitamina B-6 0.213mg, Vitamina E 0.3mg, Vitamina K 33.6µg, Calcio 52mg

Minerali: Rame 0.203mg, Magnesio 27mg, Fosforo 50mg, Selenio 0.6µg, Zinco 0.3mg

5.   Succo Super Spinaci

Gli spinaci sono una grande fonte di fibra per il nostro sistema digestivo. Si tratta di un detergente che rimuove i rifiuti che si sono accumulati nel corso del tempo nel tratto digestivo. Hanno un effetto lassativo sul corpo, ma anche migliorano tutto il tratto intestinale. Il limone è sempre stato un ottimo ingrediente quando si cerca di perdere peso, così come le mele, in quanto aiutano a ridurre il colesterolo. Si tratta di un delizioso succo che si può bere in qualsiasi momento.

• Sedano: Ti aiuta a calmarti

• Limone: aiuta nella produzione di succhi gastrici

• Pere: Aiutano a costruire il sistema immunitario

• Arancia: Regola la pressione alta

• Spinaci: Mantiene la pelle e capelli sani

• Mele: Abbassano il colesterolo cattivo

Ingredienti:

•   Sedano – 3 gambi, grandi dimensioni 206g

•   Limone (senza buccia) – ½ frutto 25g

- Pera- 1 media dimensione 170g

- Arancia (senza buccia) – 1 grandi dimensioni 180g

- Spinaci– 4 manciate 100g

- Mele – 2 media dimensione 350g

Come preparare:

- **Lava tutti gli ingredienti. Pelali se necessario.**

- **Spremili tutti assieme per ottenere un'ottima bibita.**

Calorie Totali: 243

Vitamine: Vitamina A 406µg, Vitamina C 107.2mg, Calcio 219mg, Ferro 3.16mg, Colina 45.9mg, Vitamina B-6 0.56mg, Vitamina K 413.5µg

Minerali: Rame 0.253mg, Magnesio 114mg, Fosforo 121mg, Selenio 1.3µg, Zinco 0.67mg

6.   Fantastico succo fresco

Se la perdita di peso è il tuo obiettivo, prova questa ricetta succosa. Ti spingerà nella direzione giusta. Le barbabietole sono un ottimo modo per purificare il sangue, e rafforzare la cistifellea e il fegato. Le carote aiutano il fegato a purificarsi e liberare più bile, e allo stesso tempo rafforzerà il sistema immunitario, donando un corpo sano. Esse contengono anche beta-carotene, che è noto per ridurre il rischio di diversi tumori. I nutrienti contenuti in questo succo ti forniranno un sacco di fibra, e può facilmente sostituire un pasto se necessario, ma con il vantaggio di avere meno calorie. Si tratta di una deliziosa ricetta da aggiungere nella tua vita quotidiana.

• Barbabietola: supporto alla disintossicazione

• Banana: riduce il rischio di leucemia

• Carote: migliorano la vista

• Peperoni: Prevengono l'emicrania

Ingredienti:

•   Radice di barbabietola - 1/2 barbabietola 40g

•   Banana – 1 media dimensione 150g

- Carote - 3 grandi dimensioni 206g

- Peperone (dolce rosso) - 1/2 media dimensione 54g

Come preparare:

- **Lava tutti gli ingredienti. Pelali se necessario.**

- **Spremili tutti assieme per ottenere un'ottima bibita.**

Calorie Totali: 85

Vitamine: Vitamina A 1128µg, Vitamina C 59.5mg, Calcio 51mg, Colina 13.4mg, Folato 61µg, Vitamina B-6 0.319mg, Vitamina E 1.27mg

Minerali: Rame 0.047mg, Magnesio 25mg, Fosforo 65mg, Selenio 0.3µg, Zinco 0.46mg

7.   Fontana di vita

Questa è una ricetta sana e appetitosa che ti aiuterà a perdere peso. Le barbabietole sono molto utili per aiutare il fegato per purificare, questo significa che il fegato aiuterà a metabolizzare il grasso in modo più efficace. Il fegato otterrà un ulteriore impulso dalle carote, in quanto hanno caratteristiche potenti per disintossicarlo. Esse inoltre eliminano i liquidi in eccesso che si trovavano nel corpo. Le arance hanno circa 59 calorie per frutto; sono senza grassi e ricche di fibre. Aiutano davvero a perdere i chili in più. Solo buoni risultati possono venire bevendo questo succo.

• Mela: Potente antiossidante naturale

• Radice di barbabietola: Combatti l'infiammazione

• Carote: riducono il rischio di cancro al polmone

• Prezzemolo: Eccellente purificatore del sangue

• Arancia: Fornisce carboidrati intelligenti

Ingredienti:

•   Mela - 1 media dimensione 180g

•   Radice di barbabietola - 1/2 barbabietola 40g

•   Carote - 3 media dimensione 170g

- Prezzemolo - 1 manciate 40g

- Arancia (senza buccia) - 1 media dimensione 140 g

Come preparare:

- **Lava tutti gli ingredienti. Pelali se necessario.**

- **Spremili tutti assieme per ottenere un'ottima bibita.**

Calorie Totali: 110

Vitamine: Vitamina A 1012µg, Vitamina C 34.8mg, Calcio 109mg, Ferro 2.38mg, Vitamina B-6 0.14mg, Vitamina E 1.24mg, Vitamina K 305.2µg

Minerali: Rame 0.127mg, Magnesio 32mg, Fosforo 88mg, Selenio 0.4µg,   Zinco 0.67m

8.   Banana Succo Max

Vediamo se questo delizioso succo si adatta alle tue esigenze. La cosa grandiosa dei succhi di frutta è che ti danno tutti i nutrienti necessari. L'idea è che si mangia di meno e c'è meno desiderio di cibo spazzatura. Il sedano ha un alto contenuto di calcio, e aiuta a controllare la pressione alta. Non dimentichiamo che lo zenzero aiuta digerire i cibi grassi, e l'aggiunta di succo di Limone a qualsiasi bevanda contribuirà ad accelerare la perdita di peso. Goditi questo succo ogni volta che vuoi. Può facilmente sostituire qualsiasi spuntino.

• Banana: Supporta la salute del cuore

• Cavolo: ricco di zolfo, il minerale che abbellisce

• Sedano: contiene buoni sali

• Aceto di sidro: uccide gli agenti patogeni, tra cui i batteri

• Radice di zenzero: controlla la pressione arteriosa

• Uva: per ridurre il rischio di cancro

Ingredienti:

• Banana (senza buccia) – 1 media dimensione 150g

• Cavolo (rosso) – ¼ testa, media dimensione 201 g

- Sedano – 2 gambi, 142g

- Aceto di sidro (Mela) – 1 cucchiaio 14.9g

- Radice di zenzero – 1 pollice 24g

- Uva – 14 chicci 80g

Come preparare:

- **Lava tutti gli ingredienti. Pelali se necessario.**

- **Spremili tutti assieme per ottenere un'ottima bibita.**

Calorie Totali: 130

Vitamine: Vitamina A 108µg, Vitamina C 98mg, Vitamina B-6 0.429mg, Vitamina E 0.64mg, Vitamina K 74.3µg, Niacina 1.202mg, Calcio 142mg

Minerali: Rame 0.211mg, Magnesio 54mg, Fosforo 107mg, Selenio 1.2µg, Zinco 0.4mg

9.   Succo ghiacciato

Il nostro stile di vita moderno ci fa prendere le decisioni sbagliate molte volte quando si tratta di dieta. Ecco una ricetta che richiede solo pochi minuti di preparazione, e ti farà iniziare la giornata in modo sano. Le pesche sono basse di calorie, in modo che possano aiutare a rispettare una dieta ipocalorica. I semi di basilico sono una grande fonte di fibra, e hanno una reputazione per i loro benefici sulla perdita di peso.

- Basilico: riduce l'infiammazione e gonfiore

- Carote: sono un potente antisettico

- Pesche: Minor rischio di cancro

- Mela: protegge le cellule neuronali contro lo stress ossidativo

Ingredienti:

- Basilico (fresco) - 3 foglie 1.5g

- Carote - 14 media dimensione 854g

- Pesche - 5 media dimensione 750g

- Mela -1 media dimensione 180 g

Come preparare:

- **Lava tutti gli ingredienti. Pelali se necessario.**

- **Spremili tutti assieme per ottenere un'ottima bibita.**

Calorie Totali: 352

Vitamine: Vitamina A 4079µg, Vitamina C 75mg, Calcio 208mg, Vitamina B-6 0.911mg, Vitamina E 5.83mg, Vitamina K 76.9µg, Colina 56.2mg

Minerali: Rame 0.621mg, Magnesio 102mg, Fosforo 290mg, Selenio 1.1µg, Zinco 2.25mg

10. Succo di frutta espresso

Questo è un grande succo che vi aiuterà a cadere libbre o chili e aumentare la tua energia. Il Ingredienti utilizzati in questa ricetta vi aiuterà con la digestione, stimolando i succhi gastrici, e abbassare il colesterolo. Se si consumano due Mele al giorno, abbassa il colesterolo di ben il 17 per cento, in modo che la dice lunga. Non dimentichiamo di dire che è pieno di sostanze nutritive, e le calorie consumate sono piuttosto bassi. Così si ottiene lo stesso risultato di un pasto, ma in realtà si consumano meno calorie. E 'sicuramente l'ideale per la perdita di peso.

• Mele: ridurre il rischio di ictus trombotico

• Carote: purificano il corpo

• Limone: rafforza il fegato

• Pesche: supportano la salute del cuore

• Banana: per la pressione arteriosa bassa

Ingredienti:

• Mele - 1 grandi dimensioni 200g

• Carote – 8 media dimensione 500g

• Limone (senza buccia) - 1/2 frutto 40g

- Pesche - 2 grandi dimensioni 300g

- Banana (senza buccia) - 1 media dimensione 150g

Come preparare:

- **Lava tutti gli ingredienti. Pelali se necessario.**

- **Spremili tutti assieme per ottenere un'ottima bibita.**

Calorie Totali: 410

Vitamine: Vitamina A 3128µg, Vitamina C 109.8mg, Calcio 194mg, Vitamina B-6 0.819mg, Vitamina E 4.44mg, Vitamina K 54.3µg, Colina 55.7mg

Minerali: Rame 0.412mg, Magnesio 94mg, Fosforo 206mg, Selenio 1.2µg, Zinco 1.37mg

11. Succo dorato

Questo è il succo perfetto per te se sei alla ricerca di qualcosa per aiutarti ad avere una taglia in meno. Uno dei vantaggi dell'utilizzo di cavolo è che fornisce in un pugno un apporto nutrizionale di grandi dimensioni con poche calorie per tazza. Il sedano aiuta a calmare il nervosismo perché ha un alto contenuto di Calcio e ti aiuterà nel controllo della pressione sanguigna. Si abbassano anche i livelli di colesterolo a causa della pectina che può essere trovata nelle mele, quindi questo succo può trasformarsi in un vero amico, mentre perdi peso.

• Mela: Riduce il rischio di sviluppare il cancro, il diabete e malattie cardiache.

• Sedano: Offre sino al 10 per cento del fabbisogno giornaliero di Vitamina A

• Cetriolo: Aiuta a prevenire il diabete, riduce il colesterolo, e controlla la pressione del sangue.

• Radice di zenzero: Molto efficace nell'alleviare i sintomi di disturbi gastrointestinali

• Cavolo: è un alimento altamente anti-infiammatorio

• Limone: aiuta il tuo Sistema immunitario

Ingredienti:

- Mele - 2 media dimensione   364g

- Sedano - 2 gambi, 128g

- Cetriolo - 1 cetriolo 290g

- Radice di zenzero - 1 pollice 20g

- Cavolo - 4 foglie (8-12") 120g

- Limone - 1/2 frutto 40g

Come preparare:

- **Lava tutti gli ingredienti. Pelali se necessario.**

- **Spremili tutti assieme per ottenere un'ottima bibita.**

Calorie Totali: 215

Vitamine: Vitamina B-6 0.77mg, Vitamina E 1.09mg, Niacina 2.637mg, Thiamin 0.315mg, Vitamina K 1128.7µg

Minerali: Rame 2.47mg, Magnesio 119mg, Fosforo 207mg, Zinco 1.65mg

12. Succo energizzante

Se stavi cercando un succo che ti aiuterà con la dieta o perdita di peso, dovresti considerare questo. Le barbabietole sono un ottimo modo per purificare non solo il sangue, ma anche il fegato, ed è una grande cosa perché aiuta a metabolizzare il grasso, per eliminarlo velocemente. Le carote eliminano i liquidi in eccesso dal corpo, così la ritenzione idrica è ridotto, soprattutto per le donne. Otterrai una sferzata di energia per l'alto contenuto di fibre, e sarà un modo sano per alimentare il tuo corpo.

•   Radice di barbabietola: ottimo per aumentare la tua capacità di resistenza

•   Cavolo: pieno di Vitamina K, aiuta con la funzione mentale e la concentrazione

•   Carote: per prevenire le malattie cardiache

•   Limone: interpreta il ruolo di depuratore del sangue

•   Arancia: protegge la pelle

•   Ananas: impedisce l'asma

•   Spinaci: Una delle migliori fonti di potassio nella dieta

Ingredienti:

- Radice di barbabietola - 1 barbabietola 155g

- Cavolo (rosso) - 2 foglie 40g

- Carote - 2 media dimensione 143g

- Limone - 1/2 frutto 40g

- Arancia - 1 frutto 121g

- Ananas - 1/3 frutto 206g

- Spinaci- 2 manciate 50g

Come preparare:

- **Lava tutti gli ingredienti. Pelali se necessario.**

- **Spremili tutti assieme per ottenere un'ottima bibita.**

Calorie Totali: 195

Vitamine: Vitamina B-6 0.60mg, Vitamina E 1.58mg, Vitamina K 149.6µg, Colina 43.8mg, Folato 261µg, Niacina 2.136mg

Minerali: Rame 0.317mg, Magnesio 97mg, Fosforo 131mg, Selenio 2.1µg, Zinco 1.22mg

13. Succo rinfrescante

Le barbabietole aiutano a disintossicare il corpo, infatti questo succo di frutta è l'ideale per un programma di perdita di peso. Bere succo di Limone aiuta a rilassare la mente e il corpo, riducendo lo stress. Le carote fanno un lavoro fantastico per aumentare la produzione di globuli bianchi, e aiutano a costruire un sistema immunitario più forte, per un corpo più forte.

• Mele: sono estremamente ricche di antiossidanti importanti

• Radice di barbabietola: ha effetti anti -Cancro

• Carote: Alto livello di beta-carotene come antiossidante per prevenire i danni cellulari

• Limone: stimola la produzione di succhi gastrici

• Arancia: Combatte contro le infezioni virali

Ingredienti:

• Mela – 1 media dimensione 152g

• Radice di barbabietola – 1 barbabietola 165g

• Carote – 10 media dimensione 560g

- Limone – ½ frutto 40g

- Arance (senza buccia) – 2 frutti 242g

Come preparare:

- **Lava tutti gli ingredienti. Pelali se necessario.**

- **Spremili tutti assieme per ottenere un'ottima bibita.**

Calorie Totali: 275

Vitamine: Vitamina B-6 0.945mg, Vitamina E 4.01mg, Vitamina K 60.8µg, Colina 71.4mg, Folato 233µg, Niacina 5.101mg

Minerali: Rame 0.40mg, Magnesio 107mg, Fosforo 243mg, Selenio 2.3µg, Zinco 1.81mg

14.   Succo di Limone gustoso

L'aggiunta di succo di Limone ad una bevanda contribuirà ad aumentare la perdita di peso. Questa ricetta è l'ideale per una dieta dimagrante. I limoni aiutano il controllo della pressione sanguigna alta e sono anche una grande fonte di Vitamina C. Va servito dopo cena e combinato con uno stile di vita attivo. Tutti questi Ingredienti ti aiuteranno a ridurre il colesterolo, e risolveranno tutti i tuoi problemi di indigestione.

- Mirtilli: neutralizzano I radicali liberi che causano l'invecchiamento

- Limone: aiuta a bilanciare I livelli di calcio e ossigeno

- Melograno: rigenera le cellule

Ingredienti:

- Mirtilli - 1 tazza 128g

- Limone - 1/4 frutto 20g

- Melograno - 1 Melograno (262g

Come preparare;

- Lava tutti gli ingredienti.

- Il melograno può essere aggiunto con la membrana, si risparmia un po' di tempo, e il gusto sarà ancora grande.

- Spremili tutti assieme per ottenere un'ottima bibita.

Calorie Totali: 168

Vitamine: Vitamina A 3µg, Vitamina C 27mg, Vitamina B-6 0.209mg, Vitamina E 1.6mg, Vitamina K 49.4µg, Colina 21mg, Folato 63µg

Minerali: Rame 0.346mg, Magnesio 28mg, Fosforo 76mg, Selenio 1.2µg, Zinco 0.57mg

15.   Succo per sentirsi vivi

Questo è un meraviglioso succo per quelli che amano mentuccia. Lo zenzero gioca un ruolo importante nel ridurre il colesterolo LDL, in quanto un pizzico riduce l'intero apporto di colesterolo che viene assorbito. Aiuta anche con la digestione dei cibi grassi e per abbattere le proteine. Le arance hanno un effetto alcalino nel sistema digestivo che stimola i succhi digestivi, in modo da ottenere un metabolismo più attivo. Fai un tentativo. Esso ti aiuterà a sbarazzarti di quei chilogrammi difficili da perdere.

•   Finocchio bulbi: ha buoni livelli di elettroliti potassio amici del cuore

•   Radice di zenzero: Contiene salute beneficiando oli essenziali

•   Limone: Riequilibra e mantiene i livelli di pH nel corpo

•   Arancia: riduce il rischio di cancro al fegato

•   Mentuccia: Inibisce la crescita del cancro alla prostate

Ingredienti:

•   Fennel Bulb (whole with fronds) - 1 bulb 200g

- Radice di zenzero - 1/2 pollice 14g

- Limone - 1/2 frutto 25g

- Arancia (senza buccia) - 1 grandi dimensioni 160g

- Mentuccia - 5 foglie 0.25g

Come preparare:

- **Lava tutti gli ingredienti. Pelali se necessario.**

- **Spremili tutti assieme per ottenere un'ottima bibita.**

Calorie Totali: 84

Vitamine: Vitamina A 14µg, Vitamina C 79.4mg, Vitamina B-6 0.144mg, Folato 66µg, Niacina 1.358mg, Riboflavina 0.101mg

Minerali: Rame 0.173mg, Magnesio 36mg, Fosforo 96mg, Selenio 2mg, Zinco 0.41mg

16. Succo di Mela per il cuore

Questo succo ti aiuterà a essere più sano e perdere peso allo stesso tempo. I nutrienti dei succhi di frutta sono facilmente assorbiti dal nostro corpo in modo da aumentare il metabolismo più veloce. Le mele aiutano a ridurre il colesterolo grazie alla pectina che contengono. I limoni sono sempre grandi quando si cerca di eliminare il grasso nel corpo. Basta pensare a questo succo di frutta come un amico che vuole aiutarti a perdere peso.

- Mela: previene il cancro al seno
- Lamponi: ridurre il rischio di malattie cardiovascolari
- Radice di zenzero: ha effetti anti-infiammatori
- Limone: impedisce la formazione di rughe e acne

Ingredienti:

- Mele - 3 media dimensione 500g
- Cranberries - 1/2 tazza 50g
- Radice di zenzero - 1/4 pollice 6g
- Limone - 1/2 frutto 42g

Come preparare:

- **Lava tutti gli ingredienti. Pelali se necessario.**

- **Spremili tutti assieme per ottenere un'ottima bibita.**

Calorie Totali: 204

Vitamine: Vitamina A 23µg, Vitamina C 101.5mg, Ferro 0.68mg, Vitamina B-6 0.214mg, Vitamina E 1.19mg, Vitamina K 9.2µg, Calcio 76mg

Minerali: Rame 0.193mg, Magnesio 35mg, Fosforo 61mg, Selenio 0.7µg, Zinco 0.25mg

17. Succo per ogni momento

Perdere grasso è il risultato di bere succhi di frutta naturali, ed ecco una ricetta che ti piacerà molto. Il più grande vantaggio dello zenzero è che ti aiuterà a digerire cibi grassi e abbattere le proteine. Gli spinaci hanno un alto contenuto di fibre, in modo da aiutare a ottenere più energia per meno calorie. Il sedano è considerato da molti un alimento primo di calorie e con l'aggiunta di sedano alla vostra dieta, aumenterai i risultati, senza tanta fatica. Gusta, assapora, e lasciati aiutare con la tua lotta quotidiana contro il peso.

- Mele: riducono il rischio di ictus

- Sedano: aiuta la digestione

- Cetriolo: Allevia l'alito cattivo

- Radice di zenzero: ha effetti anti-microbici

- Limone: Mantiene alta la salute degli occhi

- Lime: Eccellente riduttore del peso

- Spinaci: per la prevenzione del cancro

Ingredienti:

- Mele - 2 media dimensione 350g

- Sedano - 3 gambi, grandi dimensioni 182g

- Cetriolo - 1 cetriolo 300g

- Radice di zenzero - 1/2 pollice 10g

- Limone (con scorza) - 1/2 frutto 41g

- Lime (con scorza) - 1 frutto 65g

- Spinaci- 2 tazze 50g

Come preparare:

- **Lava tutti gli ingredienti. Pelali se necessario.**

- **Spremili tutti assieme per ottenere un'ottima bibita.**

Calorie Totali: 185

Vitamine: Vitamina A 648µg, Vitamina C 198.9mg, Calcio 304mg, Vitamina B-6 0.422mg, Vitamina E 2.39mg, Vitamina K 1904.6µg, Niacina 2.607mg

Minerali: Rame 0.395mg, Magnesio 129mg, Fosforo 201mg, Selenio 1.9µg, Zinco 2.04mg

18. Limonata con la mela

Bere succo è un ottimo modo per avere i nutrienti concentrati nel nostro corpo. Il prossimo succo è un grande, aiuta la nostra funzione del sistema digestivo con la pulizia di stomaco e reni, e che alla fine porta ad un corpo più forte. Questo succo abbasserà il colesterolo grazie ai particolari ingredienti di cui è composto. Il succo di Anguria impedisce l'intasamento delle arterie e allo stesso tempo aumenta l'HDL, che è il colesterolo buono. Questo è un grande succo da bere prima di qualsiasi esercizio di routine, è un'ottima fonte di energia.

• Limone: stimola la produzione di succhi digestivi

• Pomodoro: Mantiene la pressione sanguigna bassa

• Anguria: impedisce l'asma

• Mela: Migliora la salute neurologica

Ingredienti:

• Limone - 1/2 frutto 40g

• Pomodoro - 1 grande intero 171g

• Anguria - 1 grande fetta 560g

• Mela – 1 media dimensione 175g

Come preparare:

- **Lava tutti gli ingredienti. Pelali se necessario.**

- **Spremili tutti assieme per ottenere un'ottima bibita.**

Calorie Totali: 135

Vitamine: Vitamina A 176µg, Vitamina C 68.5mg, Vitamina B-6 0.326mg, Vitamina E 0.98mg, Vitamina K 11.5µg, Calcio 58mg, Ferro 1.70mg

Minerali: Rame 0.264mg, Magnesio 57mg, Fosforo 69mg, Selenio 1.6µg, Zinco 0.61mg

19.   Succo verde potente

I Succhi di frutta sono un ottimo modo per mantenere il nostro corpo sano e ci aiutano a metterci in forma. Ogni volta che si mescolano cibi come verdure o frutti, diventano incredibilmente più facili da assorbire. Significa che tutti i nutrienti vitali saranno assorbiti nel corpo a un ritmo più veloce rispetto alle Vitamine o altri integratori. Le carote eliminano i liquidi in eccesso dal corpo, grazie alla Vitamina A e al beta-carotene, possono ridurre il rischio di diversi tumori. E 'un ottimo modo per proteggere e nutrire il vostro corpo con un solo drink.

- Mela: abbassa i livelli di colesterolo cattivo

- Cavolo: aiuta a disintossicare il corpo

- Carote: prevengono le malattie cardiache

- Radice di zenzero: Contiene oli essenziali a beneficio della salute

- Spinaci: contribuiscono alla salute delle ossa

Ingredienti:

- Mele - 2 media dimensione 364g

- Cavolo (rosso) - 1/4 testa, 140g

- Carote - 4 media dimensione 244g

- Radice di zenzero - 1/2 10g

- Spinaci- 4 manciate 100g

Come preparare:

- **Lava tutti gli ingredienti. Pelali se necessario.**

- **Spremili tutti assieme per ottenere un'ottima bibita.**

Calorie Totali: 200

Vitamine: Vitamina A 1818µg, Vitamina C 120mg, Vitamina B-6 0.73mg, Vitamina E 3.2mg, Vitamina K 404.1µg, Calcio 198mg, Niacina 2.936mg

Minerali: Rame 0.288mg, Magnesio 111mg, Fosforo 161mg, Selenio 1.7µg, Zinco 1.15mg

20. Inizio di giornata

Le persone hanno un serio bisogno di una sana alternativa nei confronti di cibi artificiali e trasformati. Troppe persone aumentano di peso, perché non possono controllare quanto mangiano. Alcuni composti proteici donano benefici nel ridurre la pressione arteriosa alta. La pectina nelle mele, pere e carote abbassa i livelli di colesterolo pure. Lo zenzero aumenta la circolazione del sangue, e grazie a questa grande mistura, si ottiene una quantità elevata di fruttosio e glucosio, assicurandosi di avere l'energia necessaria per affrontare una giornata. Questo succo può essere goduto al mattino o dopo cena; si tratta di una bevanda eccellente quando si cerca di mangiare il contenuto dei prodotti alimentari di qualità.

• Mela: Riduce il rischio di diabete

• Carote: per mantenere una pelle sana e calda

• Cetriolo: riduce il colesterolo e controlla la pressione del sangue

• Radice di zenzero: aiuta a migliorare la motilità intestinale

• Pera: ottima per la salute del colon

• Spinaci: previene la stitichezza e promuovere un apparato digerente sano

Ingredienti:

- Mela - 1 media dimensione 180g

- Carote - 5 media dimensione 300g

- Cetriolo - 1 cetriolo 300g

- Radice di zenzero - 1 pollice 24g

- Pera - 1 media dimensione 165g

- Spinaci- 2 manciate 50g

Come preparare:

- **Lava tutti gli ingredienti. Pelali se necessario.**

- **Spremili tutti assieme per ottenere un'ottima bibita.**

Calorie Totali: 211

Vitamine: Vitamina A 1863µg, Vitamina C 60.9mg, Vitamina B-6 0.545mg, Vitamina E 2.37mg, Vitamina K 220.1µg, Calcio 151mg, Ferro 2.8mg

Minerali: Rame 0.408mg, Magnesio 104mg, Fosforo 164mg, Selenio 1.2µg, Zinco 1.28mg

21. Sedano semplice

La spremitura è veramente l'arte di estrarre il liquido e le sostanze nutrienti da qualsiasi Frutto o vegetale. Essa contribuisce a creare energia e vitalità come poche pillole possono offrire. Questa ricetta migliorerà la velocità con cui si perde peso, e allo stesso tempo ti darà tutte le Vitamine e Minerali di cui il corpo ha bisogno ogni giorno. Il corpo umano è composto da circa il 75% di acqua, quindi per una corretta funzione corporea, la digestione e la disintossicazione, la dose giornaliera raccomandata è di circa 2,5 litri. L'acqua è un forte elemento quando si cerca di eliminare il peso, e bisogna concentrarsi a berne molta. Bevendo questo succo, si ottiene una parte concentrata dei requisiti liquidi quotidiani di cui il tuo corpo ha bisogno, con sostanze nutritive e fibre che ti forniranno una sferzata di energia per tutta la giornata.

- Mele: ridurre il rischio di diabete

- Sedano: Riduce infiammazione

- Tangerine: tagli guarisce, ferite

Ingredienti:

- Mele - 2 grandi dimensioni 440g

- Sedano - 8 gambi, grandi dimensioni 510g

- Tangerine (senza buccia) - 1 piccola 76g

Come preparare:

- **Lava tutti gli ingredienti. Pelali se necessario.**

- **Spremili tutti assieme per ottenere un'ottima bibita.**

Calorie Totali: 180

Vitamine: Vitamina A 101µg, Vitamina C 57.2mg, Calcio 162mg, Vitamina B-6 0.427mg, Vitamina E 1.5mg, Vitamina K 101.7µg, Colina 30mg

Minerali: Rame 0.217mg, Magnesio 61mg, Fosforo 127mg, Selenio 1.3µg, Zinco 0.45mg

22. Pieno di energia

Questo succo ha un'alta concentrazione di potassio e fosforo, che sono necessari per la funzione normale del corpo. Il succo di Pomodoro è un ottimo antiossidante e migliora anche la funzione digestiva. L'elevato contenuto di Vitamina C in questo succo aiuterà a mantenere l'integrità strutturale delle ossa. La cipolla è ottima da utilizzare in qualsiasi ricetta, perché ha un elevato apporto di fibre a basso contenuto calorico di fibre, che è esattamente quello che ti serve, quando la riduzione del grasso nel corpo.

• Cetriolo: Combatte tumori

• Cipolla: distrugge i radicali liberi

• Prezzemolo: Grande immunità ripetitore

• Peperone: aiuta ad alleviare le allergie

• Pomodori: riduce il rischio di cancro alla prostata

Ingredienti:

• Cetriolo - 1 cetriolo 300g

• Cipolla (cipollotto/scalogno) - 1 media dimensione 15g

• Prezzemolo - 1 manciate 40g

- Peperone (dolce rosso) - 1/2 media dimensione 55g

- Pomodori - 2 small whole 180g

Come preparare:

- **Lava tutti gli ingredienti. Pelali se necessario.**

- **Spremili tutti assieme per ottenere un'ottima bibita.**

Calorie Totali: 68

Vitamine: Vitamina A 260µg, Vitamina C 126mg, Calcio 102mg, Vitamina B-6 0.412mg, Vitamina E 2.06mg, Vitamina K 522.6µg, Calcio 90mg

Minerali: Rame 0.252mg, Magnesio 71mg, Fosforo 114mg, Selenio 0.7µg, Zinco 1.12mg

23. Dolci Carote

"Dolci Carote" ti aiuterà a mantenere il corpo sano e perdere peso allo stesso tempo. Il succo di Peperone contribuirà in modo significativo a ridurre il colesterolo. Le carote contengono beta-carotene, che aiuta a ridurre il rischio di cancro. L'elevata quantità di Vitamine e Minerali che si trovano in questo succo sarà sicuramente un accelerante per togliere di grasso e cominciare a vederti più sottile.

•   Carote: rifornitori di vitamine giornaliero

•   Sedano: stimola la digestione

•   Cetriolo: Grande fonte di Vitamina B

•   Prezzemolo: Grande costruttore di sangue

•   Peperone: aiuta a produrre saliva a causa del cayenne

•   Pomodori: L'acido folico può aiutare con la depressione

Ingredienti:

• Carote - 2 grandi dimensioni 144g

• Sedano - 3 gambi, grandi dimensioni 192g

- Cetriolo - 1/2 cetriolo 150.5g

- Prezzemolo - 2 manciate 80g

- Peperone (dolce verde) - 1/2 media dimensione 58g

- Pomodori - 3 media dimensione interi 360g

Come preparare:

- **Lava tutti gli ingredienti. Pelali se necessario.**

- **Spremili tutti assieme per ottenere un'ottima bibita.**

Calorie Totali: 107

Vitamine: Vitamina A 1227µg, Vitamina C 142.3mg, Vitamina B-6 0.642mg, Vitamina E 3.15mg, Vitamina K 1013.3µg, Calcio 212mg, Ferro 5.55mg

Minerali: Rame 0.416mg, Magnesio 105mg, Fosforo 200mg, Selenio 1.1µg, Zinco 1.80mg

24. Lime delizioso

"Lime delizioso" unisce sani frutti e verdure naturali in un'unica bevanda che ti farà sentire pieno di energia e pronto per un nuovo giorno. La pectina nelle Mele può abbassare il colesterolo di ben il 15 per cento. Inoltre, il peperoni aiutano il tuo corpo ad aumentare il metabolismo dei trigliceridi, che farà davvero la differenza quando si perde peso. Si consiglia di consumare questo succo per iniziare la giornata e sentire la differenza per la fine di essa.

• Mele: aiuta a perdere peso

• Coriandolo: Molto ricco di numerosi antiossidanti

• Cetrioli: per l'alito cattivo

• Lime: aiuta a eliminare le tossine

• Peperone: rimedio per il mal di denti

Ingredienti:

• Mele - 2 media dimensione 360g

• Cilantro - 1 grappolo 90g

• Cetrioli - 2 cetrioli 600g

• Lime (con scorza) - 1/2 frutto 30g

- Peperone (Verdi dolci) (senza semi) - 1/2 media dimensione 56g

Come preparare:

- **Lava tutti gli ingredienti. Pelali se necessario.**

- **Spremili tutti assieme per ottenere un'ottima bibita.**

Calorie Totali: 179

Vitamine: Vitamina A 244µg, Vitamina C 79.2mg, Vitamina B-6 0.442mg, Vitamina E 2.1mg, Vitamina K 227.6µg, Calcio 128mg, Ferro 2.68mg

Minerali: Rame 0.419mg, Magnesio 80mg, Fosforo 153mg, Selenio 1.8µg, Zinco 1.25mg

25. Succo coloratissimo

Credo che la perdita di peso può essere una sfida per tutti coloro che non possono controllare come e cosa mangiare, ma con persistenza e una mentalità seria si può ottenere tutto. "Succo coloratissimo" ti aiuterà ad arrivare più vicino al tuo obiettivo. L'asparago contiene 3 grammi di fibre e pulisce rapidamente il sistema digestivo. Quanto a sedano, aiuta a calmare la voglia di dolci, e aiuta a controllare la pressione arteriosa alta. Esso contiene probiotici che stimolano selettivamente la crescita di batteri amichevoli nell'intestino, che aiuteranno la digestione. Non dimentichiamo di menzionare l'elevata quantità di nutrienti che andranno assorbiti in modo facile. Questo succo è un must da bere se sei convinto di rimetterti in forma.

• Asparagi: Grande fonte di sostanze nutritive

• Carote: la Vitamina A aiuta il fegato a scovare le tossine dal corpo

• Sedano: Molto basso nel contenuto di calorie, la scelta ideale per perdere peso

• Mela: Regola lo zucchero nel sangue

Ingredienti:

- Asparagi – 4 gambi, media dimensione 60g

- Carote - 3 grandi dimensioni 216g

- Sedano - 2 gambi, grandi dimensioni 128g

- Mela – 1 media dimensione 180g

Come preparare:

- **Lava tutti gli ingredienti. Pelali se necessario.**

- **Spremili tutti assieme per ottenere un'ottima bibita.**

Calorie Totali: 71

Vitamine: Vitamina A 1259µg, Vitamina C 14.1mg, Calcio 87mg, Ferro 1.40mg, Vitamina B-6 0.302mg, Vitamina E 1.55mg, Vitamina K 61.5µg

Minerali: Rame 0.173mg, Magnesio 31mg, Fosforo 81mg, Selenio 1.3µg, Zinco 0.61mg

26. Succo delle vacanze

La spremitura è un divertente e facile modo per inserire frutta e verdure nella tua dieta. Questa ricetta è sia sana che deliziosa. Un grande vantaggio dell'aggiunta del cavolo nel tuo succo è che fornisce tanti principi nutritivi in pochissime calorie, e questo significa che ti aiuterà a vederti più snello in modo veloce. Il Succo di Limone aiuta a ridurre il colesterolo e a sbarazzarsi del grasso. Si dovrebbe servire questo succo 30 minuti prima di ogni pasto per ottenere il massimo.

• Mele: contengono pectina che abbassa il colesterolo LDL (colesterolo cattivo)

• Sedano: aiuta a controllare la pressione arteriosa alta

• Cetriolo: contiene silice, componente essenziale del tessuto connettivo sano

• Radice di zenzero: migliora gli effetti su alimenti digestivi

• Cavolo: aiuta a sostenere un sistema immunitario sano

• Limone: Aiuta a curare i problemi respiratori

• Arancia: aiuta a stimolare le cellule bianche per combattere le infezioni

Ingredienti:

- Mele - 3 media dimensione 540g

- Sedano - 3 gambi, grandi dimensioni 190g

- Cetriolo - 1/2 cetriolo 150.5g

- Radice di zenzero - 1/2 pollice 10g

- Cavolo - 4 foglie 140g

- Limone - 1 frutto 50g

- Arancia (senza buccia, senza semi) - 1 grandi dimensioni 180g

Come preparare:

- **Lava tutti gli ingredienti. Pelali se necessario.**

- **Spremili tutti assieme per ottenere un'ottima bibita.**

Calorie Totali: 295

Vitamine: Vitamina A 531µg, Vitamina C 212.8mg, Calcio 294mg, Ferro 2.69mg, Vitamina B-6 0.627mg, Vitamina E 1.3mg, Vitamina K 735.8µg

Minerali: Rame 1.664mg, Magnesio 103mg, Fosforo 211mg, Selenio 2.4µg, Zinco 1.19mg

27. Spinaci potenti

"SpinaciPotenti" può sostituire uno spuntino o anche solo una parte della tua colazione, la mattina, se sei davvero affamato. E' una grande fonte di energia e di nutrienti. Per avere un corpo più forte, è necessario stimolare tutte le funzioni del corpo a lavorare in modo efficiente. Le barbabietole hanno dimostrato di contribuire nella purificazione del sangue, e di contribuire a metabolizzare il grasso. Non dimentichiamo che sono ad alto contenuto di carboidrati ovvero una grande fonte di energia. Il Sedano è una grande fonte di Vitamina C ed è ricco di fibre, importanti per il corpo.

• Mele: abbassano il rischio di sviluppare il cancro ai polmoni

• Radice di barbabietola: è un grande trattamento utilizzato per la leucemia

• Carote: il Consumo beta-carotene riduce il rischio di diversi tumori

• Spinaci: Rallenta la divisione delle cellule cancerose, nel cancro della mammella

Ingredienti:

- Mela - 1 media dimensione 180g

- Radice di barbabietola - 1 barbabietola 175g

- Carote - 8 media dimensione 480g

- Spinaci- 3 tazze 90g

Come preparare:

- **Lava tutti gli ingredienti. Pelali se necessario.**

- **Spremili tutti assieme per ottenere un'ottima bibita.**

Calorie Totali: 190

Vitamine: Vitamina A 3074µg, Vitamina C 50.5mg, Calcio 218mg, Vitamina B-6 0.765mg, Vitamina E 3.05mg, Vitamina K 368.6µg, Ferro 4.01mg

Minerali: Rame 0.373mg, Magnesio 125mg , Fosforo 215mg, Selenio 2.1µg, Zinco 1.35mg

28. Fornitore di salute

Per vivere meglio e di sentirsi bene hai bisogno di stare lontano dal cibo spazzatura. Questo succo fornirà al corpo un sacco di sostanze nutritive di cui ha bisogno. Fai questo succo al mattino come una grande fonte di energia, e che contribuirà a mantenere il metabolismo attivo per l'intera giornata. Il contenuto del succo di barbabietole è un ottimo modo per disintossicare l'intero sistema digestivo. Una carota al giorno riduce il rischio di ictus del 68 per cento e questo dovrebbe farti pensare un attimo prima di saleare le verdure. Le alte quantità di sostanze nutritive fanno di questo succo di un ottimo modo per alimentare il tuo corpo per tutta la giornata e per accompagnati da cibo sano.

• Mela: Può proteggere le cellule cerebrali dai danni dei radicali liberi che porta alla malattia di Alzheimer.

• Radice di barbabietola: fonte unica di betaina, una sostanza nutritiva che aiuta le cellule che proteggono

• Carote: L'alto livello di beta-carotene come antiossidante al danno cellulare

• Sedano: Regola l'equilibrio alcalino del corpo

• Radice di zenzero: Aiuta con problemi di artrite-correlati

• Cetriolo: Reidrata il corpo e riempie Vitamine

Ingredienti:

- Mele - 2 media dimensione 360g

- Radice di barbabietola - 1 barbabietola 175g

- Carote - 4 media dimensione 240g

- Sedano - 3 gambi, 192g

- Radice di zenzero - 1/2 pollice 10g

- Cetriolo - 1/2 cetriolo 150g

Come preparare:

- **Lava tutti gli ingredienti. Pelali se necessario.**

- **Spremili tutti assieme per ottenere un'ottima bibita.**

Calorie Totali: 215

Vitamine: Vitamina A 1370μg, Vitamina C 34.2mg, Vitamina B-6 0.557mg, Vitamina E 2.04mg, Vitamina K 83.1μg, Calcio 160mg, Ferro 2.40mg

Minerali: Rame 0.327mg, Magnesio 84mg, Fosforo 167mg, Selenio 1.6μg, Zinco 1.25mg

29. Buona vita

"Buona vita" è di vitale importanza per mantenere una buona salute e può migliorare la tua perdita di peso. E' facile da preparare e si ottiene il massimo beneficio quando tutti gli ingredienti sono freschi. Le barbabietole sono grandi carburanti per il nostro corpo, contenenti elevate quantità di fibra essenziali al corpo. La spirulina contiene tutti gli aminoacidi essenziali di cui il corpo ha bisogno, che sarà sicuramente una grande spinta quando si cerca di dimagrire.

• Radice di barbabietola: utile per aiutare a pulire il fegato

• Sedano: Protegge gli occhi e previene la degenerazione della vista legata all'età

• Spinaci: Alto livello di Ferro li rende grandi aiuti per il sangue

• Spirulina: aumenta la resistenza e l'immunità

Ingredienti:

• Radice di barbabietola - 1 barbabietola 175g

• Sedano - 2 gambi, grandi dimensioni 128g

• Spinaci- 3 tazze 90g

- Spirulina (secca) - 1 cucchiaino 2.31g

Come preparare:

- **Lava tutti gli ingredienti. Pelali se necessario.**

- **Spremili tutti assieme per ottenere un'ottima bibita.**

Calorie Totali: 52

Vitamine: Vitamina A 308µg, Vitamina C 23.7mg, Vitamina B-6 0.257mg, Vitamina E 1.45mg, Vitamina K 311.1µg, Calcio 110mg, Ferro 3.12mg

Minerali: Rame 0.291mg, Magnesio 90mg, Fosforo 100mg, Selenio 2µg, Zinco 0.78m

30. Rollini di Barbabietola

Succhi di frutta sono stati intorno per molto tempo e sono uno dei modi migliori per assorbire tutti i nutrienti che frutti e le verdure hanno da offrire. "Tirate la Barbabietola" è semplice da preparare e grazie al basso apporto calorico, vedrete grandi risultati subito dopo berlo. Il momento migliore della giornata per bere è la mattina in modo da poter iniziare la giornata con una grande spinta di energia per mantenere attiva.

• Radice di barbabietola: abbassa la pressione sanguigna in un breve periodo di tempo

• Carota: Grande fonte di beta-carotene

• Arance: Lottano contro le infezioni virali

Ingredienti:

• Radice di barbabietola - 1 barbabietola 170g

• Carote - 2 media dimensione 120g

• Arance - 2 frutti 262g

Come preparare:

- **Lava tutti gli ingredienti. Pelali se necessario.**

- **Spremili tutti assieme per ottenere un'ottima bibita.**

Calorie Totali: 115

Vitamine: Vitamina A 726µg, Vitamina C 104.6mg, Vitamina B-6 0.29mg, Vitamina E 0.84mg, Vitamina K 11.1µg, Calcio 111mg, Ferro 1.40mg

Minerali: Rame 0.211mg, Magnesio 55mg, Fosforo 102mg, Selenio 1.7µg, Zinco 0.73mg

31. Pugno di vita

Quando si è di fretta, è facile essere tentati di acquistare i cibi in scatola o preconfezionati anche perché sono semplici da raggiungere al supermercato e facili da preparare. Ma facile non è sempre il modo migliore per vivere a lungo termine. Il modo più semplice di fare uno spuntino quotidiano sano che fornisce tutte le Vitamine è il succo, e questo succo è ricco di ingredienti vitali che miglioreranno il sistema immunitario e riempiranno il tuo corpo donando quello di cui ha bisogno per funzionare correttamente e in modo efficiente.

- Radice di barbabietola: previene il cancro

- Carote: Ottimo modo di proteggere la pelle dal sole

- Sedano: Aiuta la digestione, aumenta la perdita di peso

- Radice di zenzero: ha effetti anti-infiammatori

- Lime: Bilancia e mantiene il livello di pH del corpo

- Peperone: Supporta la perdita di peso

- Spinaci: Mantiene la funzione muscolare e nervosa

Ingredienti:

- Radice di barbabietola - 170g

- Carote - 210g

- Sedano - 2 gambi,125g

- Radice di zenzero - 1 pollice 20g

- Lime - 1/2 frutto 30g

- Peperone (jalapeno) - 1 Peperone 10g

- Spinaci- 2 tazze 60g

Come preparare:

- **Lava tutti gli ingredienti. Pelali se necessario.**

- **Spremili tutti assieme per ottenere un'ottima bibita.**

Calorie Totali: 107

Vitamine: Vitamina A 1457µg, Vitamina C 48.4mg, Vitamina B-6 0.507mg, Vitamina E 2.49mg, Vitamina K 241.1µg, Calcio 155mg, Ferro 3.01mg

Minerali: Rame 0.301mg, Magnesio 96mg, Fosforo 151mg, Selenio 2µg, Zinco 1.21mg

32. Combattente del Peso

"Combattente del peso" farà la differenza di sicuro nella tua lotta per sbarazzarti del grasso, se è consumato solo un paio di volte a settimana. Questi frutti e verdure hanno molto da offrire a causa del verde e delle radici che ha. Il verde della barbabietola sono le foglie, hanno una alta concentrazione di Vitamine quando vengono lavate e mescolate nel tuo succo.

• Mela: A causa della pectina, aiuta a perdere peso

• Barbabietole Verdi: aumentare la tua resistenza e combattono l'infiammazione

• Radice di barbabietola: ha effetti anti-cancro

• Carote: migliorano la vista e hanno un effetto anti-aging

• Sedano: stimola la digestione grazie all'elevato contenuto di acqua in combinazione con fibre insolubili

• Radice di zenzero: Ha un effetto antidolorifico

Ingredienti:

• Mela - 1 grandi dimensioni 220g

• Barbabietola verde (optional) - 3 foglie 95g

- Radice di barbabietola - 1 barbabietola 175g

- Carote - 4 media dimensione 240g

- Sedano - 1 gambo, grandi dimensioni 60g

- Radice di zenzero - 1/2 pollice 10g

Come preparare:

- **Lava tutti gli ingredienti. Pelali se necessario.**

- **Spremili tutti assieme per ottenere un'ottima bibita.**

Calorie Totali: 157

Vitamine: Vitamina A 1645µg, Vitamina C 45.1mg, Vitamina B-6 0.4mg, Vitamina E 2.59mg, Vitamina K 307.1µg, Calcio 181mg, Ferro 3.51mg

Minerali: Rame 0.371mg, Magnesio 109mg, Fosforo 162mg, Selenio 1.8µg, Zinco 1.21mg

33. Colazione del mattino

Non c'è niente di più rinfrescante di una bevanda energetica al mattino. Bevendola su una base quotidiana, si aumenta la capacità di resistenza e la perdita di peso sarà molto più veloce se si beve una volta al mese. Questo perché ha un elevato contenuto di fibra e nutrienti. "Colazione del mattino" è anche molto bassa come contenuto di calorie, e contiene radice di curcuma, che è un ottimo anti-infiammatorio, uno dei grandi guaritori naturali.

•   Mela: Contiene un lassativo naturale

•   Carota: fa miracoli per rafforzare il sistema immunitario

•   Sedano: Calma il nervoso grazie causa di un elevato contenuto di Calcio

•   Radice di zenzero: Abbassa il colesterolo LDL

•   Limone: Grande per problemi di salute perché contiene potassio

•   Pere: con antiossidanti che aiutano a prevenire la pressione alta

•   Radice di Curcuma: ha effetti anti-infiammatori potenti

Ingredienti:

- Mele - 2 media dimensione 360g

- Carote - 3 media dimensione 180g

- Sedano - 3 gambi, grandi dimensioni 190g

- Radice di zenzero - 1 pollice 22g

- Limoni (senza buccia) - 2 frutti 165g

- Pere - 2 media dimensione 355g

- Radice di curcuma - 6 pollici 140g

Come preparare:

- **Lava tutti gli ingredienti. Pelali se necessario.**

- **Spremili tutti assieme per ottenere un'ottima bibita.**

Calorie Totali: 364

Vitamine: Vitamina A 1107µg, Vitamina C 283.1mg, Vitamina B-6 1.025mg, Vitamina E 2mg, Vitamina K 73.6µg, Calcio 191mg, Ferro 3.41mg

Minerali: Rame 0.743mg, Magnesio 115mg, Fosforo 212mg, Selenio 1.5µg, Zinco 1.35mg

34. Inizio salutare

Le Patate dolci sono ricche di potassio e di Calcio che sono importanti per tutti, non importa quale sia il tuo stile di vita. "Inizio salutare" è ricco di Vitamine e Minerali. Prova questa bevanda circa 30-60 minuti prima di mangiare, per consentire al corpo di assorbire tutti i nutrienti dai frutti e dalle verdure.

• Mele: ridurre il rischio di cancro

• Radice Di barbabietola: pulisce il colon e rafforza il fegato

• Carota: il Beta-carotene riduce il rischio di degenerazione muscolare

• Arancia: Stimola i globuli bianchi per combattere le infezioni

• Peperone: ha effetti antiossidanti e antibatterici

• Patata dolce: Aiuta il sistema immunitario a rafforzarsi

Ingredienti:

• Mele (gialle dolci) - 2 media dimensione 360g

• Radice di barbabietola - 2 barbabietole 160g

• Carota - 1 grandi dimensioni 70g

- Arancia (optionale) - 1 frutto 135g

- Peperone (dolce rosso) - 1 media dimensione 115g

- Patate dolci – 130g

Come preparare:

- **Lava tutti gli ingredienti. Pelali se necessario.**

- **Spremili tutti assieme per ottenere un'ottima bibita.**

Calorie Totali: 250

Vitamine: Vitamina A 1211µg, Vitamina C 177.5mg, Vitamina B-6 0.735mg, Vitamina E 2.51mg, Vitamina K 18.1µg, Calcio 118mg, Ferro 2.31mg

Minerali: Rame 0.35mg, Magnesio 85mg, Fosforo 167mg, Selenio 1.8µg, Zinco 1.15mg

35. Mix naturale

I Succhi di frutta sono sempre stati un delizioso drink, ma sono più di questo, sono una fonte di salute e, se fatti correttamente con gli Ingredienti giusti, possono fornire tutte le Vitamine di cui il corpo ha bisogno. Questo è un grande succo che ha effetti di perdita di peso e aiuta il sistema immunitario. Si consiglia di bere la mattina o la sera dopo cena. Vediamo quali effetti grande avrà sul proprio corpo.

• Mela: Contiene boro, per le ossa

• Sedano: ha nutrienti che proteggono gli occhi e prevengono la degenerazione della vista legata all'età

• Cetriolo: Grande fonte di silicio per migliorare la salute della pelle

• tarassaco: aiuta a ridurre lo stress e a ridurre il cancro

• Cavolo: Fornisce una grande quantità nutrizionale con poche calorie

• Limone: Aiuta la perdita di peso

Ingredienti:

• Mele - 2 media dimensione 360g

- Sedano - 2 gambi, media dimensione 80g

- Cetriolo - 1/2 cetriolo 150g

- Tarassaco - 1 tazza, a pezzi 55g

- Cavolo - 3 foglie 105g

- Limone - 1/2 frutto 42g

Come preparare:

- **Lava tutti gli ingredienti. Pelali se necessario.**

- **Spremili tutti assieme per ottenere un'ottima bibita.**

Calorie Totali: 165

Vitamine: Vitamina A 581µg, Vitamina C 133.2mg, Vitamina B-6 0.504mg, Vitamina E 2mg, Vitamina K 854µg, Calcio 238mg, Ferro 3.13mg

Minerali: Rame 1.29mg, Magnesio 81mg, Fosforo 163mg, Selenio 1.4µg, Zinco 0.95mg

36. Succo a sorpresa

La perdita di peso è sempre stata associata a ricette succose, perché hanno poche calorie, e le sostanze nutrienti vengono assorbite più velocemente dal tuo corpo. Va consumato entro 30-60 minuti prima di un pasto, e gli effetti dovrebbero farsi sentire solo dopo una settimana o giù di lì. Qui ci sono alcuni grandi benefici di questo succo di frutta che di sicuro migliorerà la tua condizione di salute.

- Mela: protegge le cellule cerebrali dai danni dei radicali liberi
- Carota: il consumo di beta-carotene è stato collegato alla riduzione il rischio di diversi tumori
- Cilantro: Riduce la quantità di grassi danneggiati nelle membrane cellulari
- Collard Verde: Ricco di fonte di nutrienti con proprietà anti-cancro
- Cavolo: contiene sulforafano che aiuta a sostenere un sistema immunitario sano
- Peperone: ha capacità antiossidanti in modo che possa neutralizzare i radicali liberi nel corpo

Ingredienti:

- Mela - 1 media dimensione 180g

- Carote - 3 media dimensione 180g

- Cilantro - 1 manciate 35g

- Collard verde - 1 tazza, tagliato 35g

- Cavolo - 4 foglie (8-12") 140g

- Peperone (dolce rosso) - 1 media dimensione 115g

Come preparare:

- **Lava tutti gli ingredienti. Pelali se necessario.**

- **Spremili tutti assieme per ottenere un'ottima bibita.**

Calorie Totali: 158

Vitamine: Vitamina A 1832µg, Vitamina C 252.1mg, Vitamina B-6 0.812mg, Vitamina E 3.52mg, Vitamina K 898.1µg, Calcio 275mg, Ferro 2.86mg

Minerali: Rame 1.61mg, Magnesio 90mg, Fosforo 187mg, Selenio 1.6µg, Zinco 1.28mg

37. Broccoli in Combo

"Broccoli in Combo" è semplice da preparare, si dovrebbe bere al mattino in modo da poter caricare te stesso con tanta energia per il resto della giornata. Se si può bere ogni due giorni, sarà ancora più vantaggioso. Ha un'alta percentuale di Vitamina C che renderà il tuo sistema immunitario più forte e ti darà la forza di combattere eventuali problemi di salute.

• Broccoli: sono alti in Ferro, che è un nutriente importante per garantire alti livelli di energia

• Cavolo: aiuta a disintossicare il corpo e mantiene la pressione nel sangue bassa

• Cavolfiore: aiuta nel corretto funzionamento di insulina e regola lo zucchero nel sangue

Ingredienti:

- Broccoli - 1 gambo 150g

- Cavolo - 1/2 testa, media dimensione 450g

- Cavolfiore - 4 foglie (8-12") 140g

Come preparare:

- **Lava tutti gli ingredienti. Pelali se necessario.**

- **Spremili tutti assieme per ottenere un'ottima bibita.**

Calorie Totali: 117

Vitamine: Vitamina A 536µg, Vitamina C 328.1mg, Vitamina B-6 0.841mg, Vitamina E 1mg, Vitamina K 1038.6µg, Calcio 321mg, Ferro 3.68mg

Minerali: Rame 1.571mg, Magnesio 102mg, Fosforo 241mg, Selenio 4.3µg, Zinco 1.41mg

38. Zenzero tropicale

Se pensi di seguire una dieta sana e perdere un po' di peso, questa ricetta dovrebbe essere sul menu. "Zenzero Tropicale" è pieno di Vitamine e sostanze nutritive che non solo aiutano il tuo corpo, ma anche aumentano i livelli di energia per tutta la giornata. Per questa ricetta sono necessari tutti gli ingredienti elencati e si dovrebbe bere il succo in serata.

• Radice di zenzero: Impedisce la crescita del tumore canceroso, e può aiutare a bloccare la febbre

• Cavolo: è una ricca fonte di composti sulfurei che lottano contro molti tumori

• Mango: contiene enzimi che aiutano a rompere le proteine

• Arancia: Contiene esperidina che abbassa la pressione alta

• Ananas: diminuisce il rischio di progressione della degenerazione muscolare legata all'età

Ingredienti:

• Radice di zenzero - 1/2 pollice 10g

- Cavolo - 4 foglie (8-12") 140g

- Mango - 1 frutto 335g

- Arancia - 1 piccola 95g

- Ananas - 1 tazza, a pezzi 165g

Come preparare:

- **Lava tutti gli ingredienti. Pelali se necessario.**

- **Spremili tutti assieme per ottenere un'ottima bibita.**

Calorie Totali: 231

Vitamine: Vitamina A 625µg, Vitamina C 294.2mg, Vitamina B-6 0.725mg, Vitamina E 2.24mg, Vitamina K 701.2µg, Calcio 215mg, Ferro 2.25mg

Minerali: Rame 1.904mg, Magnesio 93mg, Fosforo 143mg, Selenio 2.5µg, Zinco 0.95mg

39. Re Limone

Le Ricette succose sono un modo sano e moderno di restare in forma per rendere sicuro il tuo corpo ottenendo tutti i nutrienti importanti, Minerali e Vitamine di cui ha bisogno. E' meglio bere questo succo al mattino, oppure si può anche sostituire uno spuntino quotidiano. Se si beve il succo su base giornaliera ti sentirai tutti gli effetti nel corpo e nella mente.

• Mela: riduce il colesterolo e riduce il rischio di diabete

• Sedano: regola l'equilibrio alcalino del corpo

• Cavolo: aiuta a sostenere un sistema immunitario sano e ha proprietà anti-cancro

• Limone: previene i problemi legati alla pelle

• Spinaci: Grandi per abbassare la pressione sanguigna, e pulisce il sistema, eliminando i rifiuti accumulati

Ingredienti:

• Mele (granny smith) - 4 media dimensione 725g

• Sedano - 3 gambi, grandi dimensioni 190g

• Cavolo - 2 foglie (8-12") 70g

- Limone (senza buccia) - 1 frutto 58g

- Spinaci- 4 tazze 120g

Come preparare:

- **Lava tutti gli ingredienti. Pelali se necessario.**

- **Spremili tutti assieme per ottenere un'ottima bibita.**

Calorie Totali: 254

Vitamine: Vitamina A 679µg, Vitamina C 131.4mg, Vitamina B-6 0.627mg, Vitamina E 3.03mg, Vitamina K 801.2µg, Calcio 251mg, Ferro 4.11mg

Minerali: Rame 1.041mg, Magnesio 131mg, Fosforo 180mg, Selenio 2µg, Zinco 1.10mg

40. Mix enorme

Uno dei metodi migliori per perdere peso e rilasciare grasso è iniziare la giornata con questo delizioso succo. I Peperoni contribuiscono ad aumentare il metabolismo del nostro corpo, abbassando i trigliceridi che vengono immagazzinati nel nostro corpo, e questo aiuta a bruciare calorie in modo più efficace. Qui ci sono altri benefici di questo succo:

• Cayenne Peperone: blocca la trasmissione del dolore, in modo che possa contribuire ad alleviare il dolore in una certa misura

• Sedano: Riduce la pressione alta

• Cilantro: è molto basso in calorie e non contiene colesterolo

• Aglio: Riduce i trigliceridi nel sangue e riduce la formazione di placca arteriosa

• Cipolla: Per secoli, le cipolle sono state utilizzati per ridurre l'infiammazione e curare le infezioni

• Pomodoro: ha proprietà antiossidanti e migliora la funzione digestiva

Ingredienti:

- Cayenne Peperone (pizzico) 0.20g

- Sedano - 1 gambo, grandi dimensioni 63g

- Cilantro - 1 manciata 35g

- Garlic - 1 clove 3g

- Cipolla (cipollotto/scalogno) - 1 media dimensione 14g

- Peperone (dolce verde) - 1 media dimensione 115g

- Sale (himalaya) - 1 piccola quantità 0.2g

- Pomodoro - 1 tazza Pomodori ciliegia 145g

Come preparare:

- **Lava tutti gli ingredienti. Pelali se necessario.**

- **Spremili tutti assieme per ottenere un'ottima bibita.**

Calorie Totali: 35

Vitamine: Vitamina A 156µg, Vitamina C 91.5mg, Vitamina B-6 0.370mg, Vitamina E 1.65mg, Vitamina K 122.2µg, Calcio 63mg, Ferro 1.25mg

Minerali: Rame 0.200mg, Magnesio 33mg, Fosforo 70mg, Selenio 0.7µg, Zinco 0.52mg

41.   Succo della nonna

Se sei un amante dei succhi, ecco qui è una grande ricetta per te. Essa contribuirà a migliorare il metabolismo del corpo e aumentare la perdita di peso. E 'meglio se servito al mattino o entro 30 a 60 minuti prima di mangiare o si può sostituire facilmente uno spuntino. Questo succo ha un alto contenuto di potassio e fosforo, che aiuta rilasciare i sintomi dello stress. Quindi, se si sta avendo una brutta giornata, è sempre possibile rilassarsi e godere di questa bevanda, ti aiuterà. Qui ci sono alcuni altri grandi effetti di questa ricetta:

• Mela: Grande fonte di fibre, senza troppe calorie

• Carota: molto ricco di Vitamina A, buona per migliorare la vista

• Cetriolo: allevia l'alito cattivo e reidrata il corpo

• Uva: Riduce la capacità di immagazzinare il grasso delle cellule di circa il 130 per cento, può significativamente aiutare nella perdita di peso

• Peperone: Stimola i globuli bianchi a combattere le infezioni, costruisce naturalmente un buon sistema immunitario

• Spinaci: con l'elevata alcalinità sono la scelta ideale per le persone che soffrono di malattie infiammatorie, come l'artrosi

• Pomodoro: migliora la salute del cuore, tenendo la pressione sanguigna più bassa

Ingredienti:

- Mele (verdi) - 2 media dimensione 355g

- Carote - 3 media dimensione 180g

- Cetriolo - 1 cetriolo 300g

- Uva (verde) - 15 uva 90g

- Peperone (dolce verde) - 1 media dimensione 115g

- Spinaci- 2 tazze 60g

- Pomodoro - 1 media dimensione intero 115g

Come preparare:

- **Lava tutti gli ingredienti. Pelali se necessario.**

- **Spremili tutti assieme per ottenere un'ottima bibita.**

Calorie Totali: 221

Vitamine: Vitamina A 1325µg, Vitamina C 114.2mg, Vitamina B-6 0.701mg, Vitamina E 2.79mg, Vitamina K 270.1µg, Calcio 171mg, Ferro 2.9mg

Minerali: Rame 0.429mg, Magnesio 112mg, Fosforo 185mg, Selenio 1.1mg, Zinco 1.31mg

42. Fontana di minerali

Non importa che tipo di stile di vita tu abbia, dovresti prenderti il tempo per un succo sano che può essere un'ottima fonte di minerali e Vitamine. Se si vuole perdere peso, migliorare la salute, o semplicemente sentirsi meglio, un succo di frutta naturale può fare per te. E 'un vero amico quando si tratta di migliorare il modo in cui il corpo appare, funziona e si sente, e il risultato sarà sicuramente positivo. Ecco i vantaggi di questa ricetta.

• Mela: Una Mela al giorno riduce il rischio di cancro al seno del 16 per cento

• Radice di barbabietola: guarisce le tossicità del fegato come intossicazione alimentare, l'epatite

• Radice di zenzero: riduce l'infiammazione e inibisce la replicazione del virus herpes simplex

• Limone: Aggiungere il succo di Limone contribuirà ad aumentare la perdita di peso

• Ananas: aiuta a combattere la formazione di radicali liberi che causano il cancro

Ingredienti:

• Mela - 1 media dimensione 180g

- Radice di barbabietola (gialla) - 1 barbabietola 80g

- Radice di zenzero - 1 pollice 24g

- Limone - 1/2 frutto 29g

- Ananas - 2 fette 332g

- Un pizzico di torta di zucca (poca) - 1/4 cucchiaio 0.42g

Come preparare:

- **Lava tutti gli ingredienti. Pelali se necessario.**

- **Spremili tutti assieme per ottenere un'ottima bibita.**

Calorie Totali: 179

Vitamine: Vitamina A 11µg, Vitamina C 121.4mg, Vitamina B-6 0.385mg, Vitamina E 0.35mg, Vitamina K 4.5µg, Calcio 55mg, Ferro 1.53mg

Minerali: Rame 0.36mg, Magnesio 56mg, Fosforo 64mg, Selenio 0.8µg, Zinco 0.60mg

43. Amico della Salute

Questo è un succo facile da preparare che ti darà incredibili risultati di perdita di peso e che permette di ottenere tutti i nutrienti necessari di cui il corpo ha bisogno. E 'un ottimo modo per risparmiare tempo e ti permetterà di ottimizzare la tua giornata. Può facilmente sostituire uno spuntino sano. Questi sono gli effetti di questo succo di frutta:

• Asparago: Contiene potassio, che è noto per ridurre il grasso, ed è anche a basso contenuto di sodio naturale e non ha colesterolo, ottimo quando si cerca di perdere peso

• Sedano: ha un alto contenuto di antiossidanti, e ha un effetto antibatterico contro la Salmonella

• Cilantro: è un depuratore d'acqua naturale, e un nutriente vitale che è necessario per la formazione e il mantenimento di ossa forti

Ingredienti:

• Asparago - 6 steli, media dimensione 95g

• Sedano - 3 gambi, grandi dimensioni 185g

• Cilantro - 1 manciata 32g

Come preparare:

- **Lava tutti gli ingredienti. Pelali se necessario.**

- **Spremili tutti assieme per ottenere un'ottima bibita.**

Calorie Totali: 20

Vitamine: Vitamina A 131µg, Vitamina C 14.2mg, Vitamina B-6 0.185mg, Vitamina E 1.63mg, Vitamina K 139.1µg, Calcio 84mg, Ferro 2.09mg

Minerali: Rame 0.218mg, Magnesio 28mg, Fosforo 75mg, Selenio 2.1µg, Zinco 0.63mg

44. Dolce Succo

Ti divertirai a bere questo succo, facile da preparare e tutti gli Ingredienti sono deliziosi. Quindi cerchiamo di iniziare, servendo il succo almeno da 30 a 60 minuti prima di mangiare il tuo prossimo pasto. "Dolce Succo" è un ottimo modo per accelerare la perdita di peso e migliorare la tua salute, allo stesso tempo. Se sei pronto, passiamo in rassegna alcuni dei benefici che verranno da questa ricetta.

• Radice di barbabietola: alta in carboidrati che significa che è una grande fonte di energia immediata, e utile per aiutare a metabolizzare il grasso

• Carota: Ha un azione di pulizia sul fegato e abbassa i livelli di colesterolo

• Patata Dolce: contiene nutrienti anti-infiammatori

Ingredienti:

- Radice di barbabietola - 1 barbabietola 80g

- Carote - 3 media dimensione 181g

- Patata dolce - 1/2 63g

Come preparare:

- **Lava tutti gli ingredienti. Pelali se necessario.**

- **Spremili tutti assieme per ottenere un'ottima bibita.**

Calorie Totali: 85

Vitamine: Vitamina A 1386µg, Vitamina C 11.2mg, Vitamina B-6 0.30mg, Vitamina E 0.92mg, Vitamina K 17.4µg, Calcio 63mg, Ferro 1.10mg

Minerali: Rame 0.165mg, Magnesio 39mg, Fosforo 87mg, Selenio 0.7µg, Zinco 0.61mg

45. Vita pura

Porta questa sana ricetta nella tua vita, gli effetti cambieranno i tuoi problemi di peso in modo positivo e renderanno il tuo corpo più forte. Si può bere in qualsiasi momento della giornata; basta assicurarsi di farlo da 30 a 60 minuti prima di mangiare. Ok, quindi cerchiamo di vedere ora che cosa questo succo ha da offrire per te.

• Melone amaro: Contiene una sostanza chimica che agisce come l'insulina per contribuire a ridurre i livelli di zucchero nel sangue

• Pompelmo: funziona come un eccellente soppressore dell'appetito e anche utile nel trattamento della fatica

• Limone: Aiuta a curare i problemi respiratori, e aiuta a aumentare la perdita di peso

Ingredienti:

- Melone amaro - 1 da 120g

- Pompelmo - 1/2 grandi dimensioni 165g

- Limone (con la buccia) - 1 frutto 80g

Come preparare:

- **Lava tutti gli ingredienti. Pelali se necessario.**

- **Spremili tutti assieme per ottenere un'ottima bibita.**

Calorie Totali: 45

Vitamine: Vitamina A 73µg, Vitamina C 142mg, Vitamina B-6 0.131mg, Vitamina E 0.23mg, Folato 80µg, Calcio 45mg, Ferro 0.81mg

Minerali: Rame 0.102mg, Magnesio 27mg, Fosforo 43mg, Selenio 0.7µg, Zinco 0.80mg

46. Tempo di Vitamina

Noi tutti vogliamo essere in buona salute, ma il più delle volte ci dimentichiamo che dobbiamo agire responsabilmente per farlo. Le ricette di succhi sono un ottimo modo per risolvere questo problema. Un paio di minuti al giorno e si ottiene un grande flusso di Vitamine e Minerali. "Tempo di Vitamina" si adatta alla descrizione e vediamo cosa ha da offrire.

• Mela: contiene pectina che abbassa il colesterolo

• Carota: Elimina i liquidi in eccesso dal corpo e riduce il rischio di ictus

• Radice di zenzero: Aiuta a digerire cibi grassi e rompe le proteine, aiuta a ridurre il peso

• Limone: Inibisce lo sviluppo del cancro, e aumenta la perdita di peso

Ingredienti:

• Mela - 1 media dimensione 180g

• Carote - 8 media dimensione 485g

• Radice di zenzero - 1 pollice 22g

• Limone - 1 frutto 82g

Come preparare:

- **Lava tutti gli ingredienti. Pelali se necessario.**

- **Spremili tutti assieme per ottenere un'ottima bibita.**

Calorie Totali: 165

Vitamine: Vitamina A 2851µg, Vitamina C 56mg, Vitamina B-6 0.589mg, Vitamina E 2.50mg, Vitamina K 46.8µg, Calcio 132mg, Ferro 1.61mg

Minerali: Rame 0.242mg, Magnesio 58mg, Fosforo 145mg, Selenio 0.6µg, Zinco 0.94mg

47. Gustoso ABC

Questa ricetta è migliore se servita al mattino, perché è un ottimo modo per dare al tuo corpo una sferzata di energia, e manterrà la mente concentrata e attiva per il resto della giornata. Se stavi cercando qualcosa che ti aiuti con i benefici di cui sopra, o semplicemente alla ricerca di quella ricetta che aiuta a ridurre il grasso, dovresti provare questo. Ecco alcuni altri benefici che ha da offrire.

• Mela: rinforza il sistema immunitario e aiuta a disintossicare il fegato

• Radice di barbabietola: abbassa la pressione sanguigna, molto ricca di fibre ed è una grande fonte di betaina, una sostanza nutritiva che aiuta protegge le cellule

• Carote: prevengono le malattie cardiache e purificano il corpo

Ingredienti:

• Mela - 1 media dimensione 180g

• Barbabietola - 1 barbabietola 80g

• Carote - 2 grandi dimensioni 141g

Come preparare:

- **Lava tutti gli ingredienti. Pelali se necessario.**

- **Spremili tutti assieme per ottenere un'ottima bibita.**

Calorie Totali: 95

Vitamine: Vitamina A 837µg. Vitamina C 13.5mg, Vitamina B-6 0.21mg, Vitamina E 0.88mg, Vitamina K 16.1µg, Calcio 49mg, Ferro 0.90mg

Minerali: Rame 0.121mg, Magnesio 31mg, Fosforo 71mg, Selenio 0.4µg, Zinco 0.47mg

48. Delizioso in tre

"Delizioso in tre" è una ricetta semplice che può essere servita a tutta la famiglia, basta assicurarsi di farlo da 30 a 60 minuti prima di mangiare. Sentiti libero di provare e vederne i risultati; porterà solo cose positive nella tua vita, per la salute e il modo in cui vedi il tuo corpo. Vediamo come si prepara e cosa apporta.

• Mela: aumenta la densità ossea, rinforza il sistema immunitario e riduce il colesterolo

• Radice di barbabietola: Rigenera e riattiva i globuli rossi e le forniture di ossigeno al corpo

• Patate dolci: Svolgono un ruolo importante nei nostri livelli di energia, stati d'animo, cuore, nervi, pelle e denti.

Ingredienti:

• Mele - 2 media dimensione 360g

• Barbabietola - 1 barbabietola 80g

• Patata Dolce - 135g

Come preparare:

- **Lava tutti gli ingredienti. Pelali se necessario.**

- **Spremili tutti assieme per ottenere un'ottima bibita.**

Calorie Totali: 175

Vitamine: Vitamina A 643µg, Vitamina C 16.5mg, Vitamina B-6 0.331mg, Vitamina E 0.71mg, Vitamina K 7.3µg, Calcio 51mg, Ferro 1.31mg

Minerali: Rame 0.247mg, Magnesio 48mg, Fosforo 92mg, Selenio 0.8µg, Zinco 0.56mg

49. Gusto serale

Niente più scuse quando si tratta di perdere peso. "Gusto serale" è una grande ricetta perfetta per il lavoro. Si consiglia di bere la mattina per ottenere benefici per il resto della giornata. Non ci vorranno più di 5 minuti per prepararla, e per quei 5 minuti si otterranno risultati impressionanti! Scopri cosa ti aspetta.

- Radice di barbabietola:

- Carota:

- Sedano:

- Cetriolo:

- Pera:

- Radice di zenzero:

Ingredienti:

- Radice di barbabietola (gialla) - 1 barbabietola 80g

- Carote - 3 grandi dimensioni 215g

- Sedano - 4 gambi, grandi dimensioni 255g

- Cetriolo - 1/2 cetriolo 150g

- Radice di zenzero - 1/2 pollice 11g

- Pera (bosc) - 1 media dimensione 174g

Come preparare:

- **Lava tutti gli ingredienti. Pelali se necessario.**

- **Spremili tutti assieme per ottenere un'ottima bibita.**

Calorie Totali: 147

Vitamine: Vitamina A 1304µg, Vitamina C 25mg, Vitamina B-6 0.462mg, Vitamina E 1.66mg, Vitamina K 1.82mg, Calcio 158mg, Ferro 1.73mg

Minerali: Rame 0.334mg, Magnesio 75mg, Fosforo 161mg, Selenio 1.7µg, Zinco 1.15mg

50. Tempo di verdure

Ecco una grande ricetta che si deve provare. Se sei a dieta o vuoi avere un corpo più sano, ti aiuterà. E' facile da preparare e si dovrebbe bere la mattina come uno spuntino in più. Gli Ingredienti apportano elevate sostanze nutrienti importanti e sono molto bassi di calorie, ti aiuteranno ad accelerare il tuo progresso. Vediamo quali vantaggi ti aspettano con questa ricetta.

• Radice Di barbabietole: Combattono l'infiammazione e riducono la pressione sanguigna

• Carote: Grande fonte di beta-carotene, che riduce il rischio di cancro

• Sedano: riduce il colesterolo e regola il tuo equilibrio alcalino

• Prezzemolo: Eccellente purificatore del sangue

• Peperone: ha effetti antibatterici e antiossidanti

• Ravanelli: Ottimo modo per soddisfare la fame e mantenere un apporto calorico basso

• Pomodori: La fibra, potassio, Vitamina C e la Colina contenuti nei Pomodori sostengono la salute del cuore

Ingredienti:

- Radice di barbabietola - 1 barbabietola 81g

- Carote - 2 media dimensione 121g

- Sedano - 2 gambi, grandi dimensioni 125g

- Prezzemolo - 4 manciate 160g

- Peperone (jalapeno) (senza semi e buccia) - 1 Peperone 13g

- Ravanelli - 12 media dimensione 50g

- Pomodori - 4 Pomodori maturi 246g

Come preparare:

- **Lava tutti gli ingredienti. Pelali se necessario.**

- **Spremili tutti assieme per ottenere un'ottima bibita.**

Calorie Totali: 100

Vitamine: Vitamina A 1273µg, Vitamina C 200.4mg, Vitamina B-6 0.51mg, Vitamina E 2.92mg, Vitamina K 1890.3µg, Calcio 254mg, Ferro 8.45mg

Minerali: Rame 0.403mg, Magnesio 113mg, Fosforo 190mg, Selenio 1.1µg, Zinco 2.11mg

ALTRI GRANDI TITOLI DELL'AUTORE

40 Ricette per la Perdita di Peso per Uno Stile di Vita Frenetico: La soluzione per trattare il grasso

di

Joseph Correa

Nutrizionista Sportivo Certificato

50 Ricette Succose Per Abbassare La Pressione Sanguigna: Un Modo Semplice Per Ridurre La Pressione Alta

di

Joseph Correa

Nutrizionista Sportivo Certificato